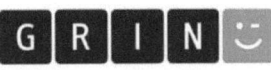

Friedrich Flachsbart

Rezept für die Medizin von morgen

RP: Penicillin V 1 Mega, 3x1/Tag für 10 Tage

GRIN Verlag

Bibliografische Information der Deutschen Nationalbibliothek:

Die Deutsche Bibliothek verzeichnet diese Publikation in der Deutschen National-
bibliografie; detaillierte bibliografische Daten sind im Internet über http://dnb.d-
nb.de/ abrufbar.

Impressum:

Copyright © 2011 GRIN Verlag GmbH
Druck und Bindung: Books on Demand GmbH, Norderstedt Germany
ISBN: 978-3-656-03168-0

Dieses Buch bei GRIN:

http://www.grin.com/de/e-book/179988/rezept-fuer-die-medizin-von-morgen

Rezept für die Medizin von morgen.

RP: Penicillin V 1 Mega. 3 x 1/Tag für 10 Tage.

Friedrich Flachsbart

Inhalt

1. Einleitung. 2

2. Das Verschwinden der Streptokokken. 5

3. Die Wiederkehr der Streptokokken. 8

4. Die Streptokokken-Folge-Krankheiten. 16

1. Einleitung.

Heute vor 64 Jahren, am 4. Oktober 1947, dem Todestag von Max Planck, erhielt das Göttinger Gymnasium den Namen Max Planck Gymnasium.[1]

Oberstudiendirektor war seit Sommer 1947 E. Lamla, ein Schüler von Max Planck.[2]

Zusammen mit Max von Laue hatte er in Berlin theoretische Physik bei Max Planck gelernt.

Am 7. Oktober 1947 hielt Max von Laue in der Göttinger Albani Kirche die Totenrede für Max Planck.

1948 erschien die Rede in einem Buch von Max von Laue.[3]

Max von Laue, Mitbegründer der am 26. Februar 1948 in Göttingen neu benannten Max Planck Gesellschaft[4], beschrieb die uns umgebende Welt durch Wellen.
Er sah die Materie als Welle.
Die mathematische Beschreibung sei zur Zeit noch nicht möglich.
Aber die Materie ist eine Welle.
Kein Teilchen.
Eine Welle.

Mitschüler von Max von Laue in Strassburg war Wolfgang H. Veil
Laue stand bis 1938 in engem Kontakt mit dessen Vater, H. Veil.
H. Veil war sein Schuldirektor gewesen.
W. H. Veil wurde Internist und Direktor der medizinischen Klinik Jena.
Er hat die naturwissenschaftlichen Methoden von Laue in die innere Medizin eingeführt.

Und er hat die Welt-Sicht von Laue auf die innere Medizin übertragen.
Für ihn waren die Krankheiten Wellen.
Er sah Krankheit als einen wellenförmigen Verlauf von Symptomen an verschiedenen Organen.[5]
Sein Enkel S. Veil gab die Erlaubnis, das Werk neu zu veröffentlichen.

Der frühere Direktor der Göttinger Staats- und Universitätsbibliothek, E. Mittler, hat das Werk Veils durch Herrn Liebetruth und seine Mitarbeiter vom Göttinger Digitalisierungszentrum 2005 digitalisieren lassen.
Es ist frei zugänglich und jeder kann es lesen.[6]

---

[1] H. Hennig: Nachkriegszeit und Neuaufbau am Max-Planck-Gymnasium 1945 bis 1969.
In: H. Hennig, D. Johannson, J. Ohlemacher, H.-C. Winters: Max-Planck-Gymnasium.
Festschrift zum Jubiläum des ältesten Göttinger Gymnasiums 1586 – 1986, S. 94
[2] H. Hennig: a. a. O., S. 95
[3] M. von Laue: Materiewellen und ihre Interferenzen. 2. Auflage
Geest & Portig, Leipzig, 1948
[4] NN: New Beginnings in the Cafeteria.
MaxPlanckResearch 2/11, S. 3
[5] W. H. Veil: Der Rheumatismus und die streptomykotische Symbiose.
Ferdinand Enke, Stuttgart, 1939.
[6] W. H. Veil: Der Rheumatismus und die streptomykotische Symbiose: Pathologie und Therapie.
Enke, Stuttgart, 1939.
http://resolver.sub.uni-goettingen.de/purl?PPN479920842

Warum sollte es jeder lesen?

Wie die Physik,so hatte auch die Medizin Anfang des 20. Jahrhunderts in Deutschland eine bedeutende Rolle weltweit gespielt.

Veil wurde schon 1931 im New England Journal of Medicine zitiert.[7]
Schon damals hatte er die Nephritis und das Rheumatische Fieber zusammengesehen.

1936 wurde Veil im New England Journal of Medicine gewürdigt.
Er hatte als erster den Jod-Gehalt des Blutes mit der Hyperthyreose zusammengesehen.[8]

Im Mai 1945 wurde Veil als Zeuge für die Problematik der überkommenen Therapie des Rheumatischen Fiebers mit Salicylsäure zitiert. Ein 16 Jahre altes Mädchen starb 1940 unter den Zeichen einer schweren Herzentzündung mit Aorten- und Mitralklappenentzündung. Sie zeigte bei der Autopsie eine durch Salicylsäure mitbedingte Encephalopathie, mit Blutung und Thrombose der Hirngefässe.[9]

Veil hat durch seine Zusammenschau der unendlichen vielen Krankheitssymptome uns etwas voraus. Er ist zu einer Synthese gekommen. Er hat den Durchblick gewonnen. Die richtige Diagnose. Er ist uns weit voraus.

Die Medizin heute steht in der Gefahr, die unendlich vielen Puzzlesteine der Fakten nicht mehr zu einem Gesamtbild zusammensetzen zu können.

Veil ist gelungen, was Tolstoi gefordert hat:
„Wenn die Mathematik, die exakteste der Wissenschaften, zu einer unendlich kleinen Einheit gelangt ist, gibt sie den Prozess der Zergliederung auf und geht zu einem neuen Prozess über, der Summierung unbekannter, unendlich kleiner Einheiten.
Wenn die Mathematik den Begriff der Ursache verlässt, sucht sie nach dem Gesetz, also nach den Eigenschaften, die allen unbekannten unendlich kleinen Elementen innewohnen."[10]

Veil hat eine Mathematik der Medizin entworfen, die uns heute ein Vorbild und Ziel sein kann.

R. Gross, der Lehrmeister der Inneren Medizin meiner Generation[11], hat in gleicher Weise die Medizin als ein Gedanken-Gebäude gezeichnet.[12] Er setzte als Motto im Vorwort den Ruf nach einer Integration:

---

[7] A. S. Reinhart: Evolution of the Clinical Concept of Rheumatic Fever.
New Eng. J. Med. (1931)204:1194-1199
[8] H. J. Perkin, L. M. Hurxthal: The Blood Jodine Level, before and after Subtotal Thyroidectomy for Hyperthyroidism.
New Eng. J. Med. (1936)215:698-700
[9] H. W. Ryder, M. Shaver, E. B. Ferris: Salicylism accompanied by Respiratory Alkalosis and Toxic Encephalopathy.
New Eng. J. Med. (1945)232:617-621
[10] L. N. Tolstoj: Krieg und Frieden.
Insel Taschenbuch, Frankfurt am Main, 2007. S. 2095
[11] R. Gross, P. Schölmerich: Lehrbuch der Inneren Medizin.
F. K. Schattauer, Stuttgart – New York, 1977
[12] R. Gross, M. Löffler: Prinzipien der Medizin. Eine Übersicht ihrer Grundlagen und Methoden.
Springer, Berlin Heidelberg, 1997

„Mehr und mehr Wissenschaftler verspüren ein Gefühl der Sinnlosigkeit, wenn sie einzelne Teile, losgelöst vom Ganzen, beobachten."[13]

R. Gross wandte sich an
„Ärzte, die bei ihren Kranken zu einer Gesamtschau kommen wollen."[14]

R. Gross war fasziniert von der Göttinger Mathematik.
Er sah die Medizin, wie die Mathematik, als einen Gedanken.
„Als der zu seiner Zeit berühmte Wiener Differentialdiagnostiker Ortner nach der glänzenden Bestätigung einer Diagnose gefragt wurde, wie er gerade darauf gekommen sei, antwortete er nach einigem Zögern: „Es war nur so ein Gedanke."[15]

Einen Gedanken möchte ich fassen, einen wahren Gedanken.
Vielleicht wird er so mitteilbar, verständlich für andere.
Weitergegeben zum Nutzen der Kranken, ein Rezept.

---

[13] R. Gross, M. Löffler: a. a. O., S. VII
[14] R. Gross, M. Löffler: a. a. O., S. VII
[15] R. Gross: Intuition.
Deutsches Ärzteblatt (1988)85:28-29, S. 28

2. Das Verschwinden der Streptokokken.

1977, zur Zeit meines medizinischen Staatsexamens, waren die Streptokokken verschwunden.
Sie hatten für die Mediziner meiner Generation keine Bedeutung mehr.

Die Politik folgte der Medizin:
Die Streptokokken wurden nicht mehr als meldepflichtig eingestuft.
Damit verschwanden die Streptokokken-Infektionen aus der Statistik.

Die offizielle Statistik des Statistischen Bundesamtes vom 10. 3. 2011 ergibt folgende
Häufigkeit bei Patienten und Patientinnen in Krankenhäusern Deutschlands im Jahre 2009[16]:

18. 231. 569 Menschen wurden vollstationär im Krankenhaus behandelt.

Nur 765 Menschen hatten Scharlach.
6.155 litten an einer Streptokokkensepsis.
52.721 zeigten eine Wundrose, Erysipel.[17]

Diese kleinen Zahlen sind vernachlässigbar.
Sie liegen in den Grössenordnungen von 1/100.000 bis 1/1000.
Streptokokken scheinen tatsächlich verschwunden zu sein.

Doch schauen wir noch einmal genauer hin.

Nur 3.573 Menschen hatten eine Lungenentzündung durch Streptococcus pneumoniae.
20.664 mussten wegen einer Mandelentzündung im Krankenhaus behandelt werden.
127.560 hatten chronische Krankheiten der Gaumen- und Rachenmandeln, die eine
Krankenhausaufnahme nötig machten.
296.007 mussten stationär wegen Grippe und Pneumonie aufgenommen werden.[18]

Diese Zahlen sind eine Zehner-Potenz grösser:
Sie liegen in den Grössenordnungen von 1/10.000 bis 1/100.
Bei einem Prozent der im Krankenhaus behandelten Patienten sind Streptokokken
wahrscheinliche Ursache.

Die ausserhalb eines Krankenhauses auftretende Lungenentzündung wird „ambulant
erworbene Pneumonie" genannt. Das Institut für angewandte Qualitätsförderung und
Forschung im Gesundheitswesen konnte für 2010 die Letalität im Krankenhaus zeigen:
24.559 Menschen starben an ambulant erworbenen Pneumonien.[19]
Der nur selten nachweisbare Erreger ist meist Streptococcus pneumoniae.[20]

---

[16] Statistisches Bundesamt: Gesundheit. Diagnosedaten der Patienten und Patientinnen in Krankenhäusern
(einschl. Sterbe- und Stundenfälle).
Statistisches Bundesamt, Wiesbaden, 2011. Fachserie 12 Reihe 6.2.1
[17] Statistisches Bundesamt: a. a. O., S. 20
[18] Statistisches Bundesamt: a. a. O., S. 33
[19] AQUA – Institut für angewandte Qualitätsförderung und Forschung im Gesundheitswesen.GmbH:
Qualtitätsreport 2010.
AQUA-Institut, Göttingen, 2011. S. 30
[20] K.-M. Müller: Lunge. S. 591- 628.
W. Böcker, H. Denk, Ph. U. Heitz: Pathologie. 3. Auflage.

Fassen wir zusammen.

In Deutschland scheint Scharlach verschwunden zu sein: 1/100.000 Krankenhauspatienten.

Andere Streptokokken-Infektionen sind aber durchaus zu finden.
Die Streptokokken-Pneumonie gehört immer noch zu den 10 häufigsten Todesursachen.[21]

Ganz anders war das Bild vor über 200 Jahren.

1799 konnte S. Hahnemann eine Scharlach-Epidemie beobachten.
Damals waren alle Kinder betroffen, 1/1000 blieb vielleicht verschont:
„Das Scharlach-Fieber verhielt sich auch hier, wie in allen anderen Epidemien, als die mittheilbarste und ansteckendste aller Kinder-Pesten.
Ward ein einziges Kind damit befallen, so blieb keins der übrigen Geschwister, so wenig als andere Kinder, davon verschont, die den Kranken, oder von ihrem Dunst berührten Sachen, zu nahe kamen. *)
*)Unter Kindern bis ins funfzehnte Jahr, die sich bey Scharlach-Epidemien der Ansteckung aussetzen, wird wohl kaum das tausendste von dieser Seuche verschont, und wenn sie auch nur von dem spezifischen Halsweh, oder einigen der übrigen vereinten Symptome befallen werden sollten."[22]

Ganz anders ist das Bild, das die WHO 2005 zeichnete.[23]

Jedes Jahre kommt es zu 616 Millionen Halsentzündungen durch Streptokokken.
111 Millionen Streptokokken-Infekte der Haut führen zu Pyodermie.[24]
Rund zehn Prozent der Weltbevölkerung leiden also an einer Streptokokken-Infektion.

18 Millionen Menschen leiden an schweren Folgeerkrankungen nach Streptokokken, jedes Jahr kommen 1,78 Millionen Schwer-Kranke dazu.[25]

Die Mikrobiologen haben immer gewarnt:
Nicht behandelte Streptokokken-Infekte führen bei drei Prozent der Patienten zu Folgeerkrankungen, insbesondere zu akutem rheumatischem Fieber.[26]

„Jede symptomatische S. pyogenes-Infektion sollte grundsätzlich Anlass für eine systemische Chemotherapie sein. Eine anbiotische Lokalbehandlung ist insbesondere bei der Streptokokken-Angina nutzlos, wenn nicht sogar schädlich."[27]

Urban & Fischer, München . Jena, 2004. S. 613
[21] K.-M. Müller: a. a. O., S. 612
[22] S. Hahnemann: Heilung und Verhütung des Scharlach-Fiebers
(s.l.), 1801
http://resolver.sub.uni-goettingen.de//purl?PPN503085200

[23] World Health Organization: The current evidence for the burden of group A streptococcal diseases.
WHO, Geneva, 2005.
www.who.int/child_adolescent_health/documents/fch_cah_05_07/en/index.html
[24] World Health Organization: a. a. O., S. vi
[25] World Health Organization: a. a. O., S. vi
[26] H. Brandis, H. J. Eggers, W. Köhler, G. Pulverer: Lehrbuch der Medizinischen Mikrobiologie.
Gustav Fischer Verlag, Stuttgart . Jena. New York, 1994. S. 368
[27] H. Brandis, H. J. Eggers, W. Köhler, G. Pulverer: a. a. O., S. 368

Heute, am 7. Oktober 2011, kam ein Werbe-Poster für eine Lokalbehandlung der oberen Atemwege in die Praxis, zum Aushang im Wartezimmer.[28]

In Fernsehen und Internet, Zeitungen und Apotheken finden sich massive Werbe-Kampagnen für viele Arten von nicht rezeptpflichtigen Therapien für Mandelentzündungen.[29]

Was ist nun also wahr.

Sind die Streptokokken weg?
Verschwunden?

Oder sind sie wie vor 200 Jahren und wie überall in der Welt unsere ständigen Begleiter. Immer und überall.

Meine Vermutung ist:

Die Streptokokken sind keineswegs verschwunden.

25 Jahre Arbeit in der Allgemeinmedizin-Praxis als niedergelassener Arzt widerlegen die These vom Verschwinden der Streptokokken.

Im Folgenden soll dies Wiederauftauchen der verschwunden geglaubten Streptokokken beschrieben werden.

---

[28] www.locabiosols.de
[29] www.mucoangin.de , www.neo-angin.de

3. Die Wiederkehr der Streptokokken.

März 1986 eröffnete ich meine Praxis für Allgemeinmedizin.

In der Zeit vom 15. Januar bis 16. April 1987 wurden prospektiv alle Arzt-Patienten-Kontakte unmittelbar nach der Konsultation erfasst. 727 Kontakte wurden registriert.

Die am häufigsten gestellte Diagnose war ein Streptokokken-Infekt bei 52 Patienten. (Sieben Prozent des Gesamtkollektivs.)

Die klinische Diagnose zeigte vier Untergruppen:

1.	Akute eitrige Tonsillitis mit starker Lymphknotenschwellung und Fieber.	35
2.	Länger andauernde subakute Seitenstrangangina. Meist war früher eine Tonsillektomie durchgeführt worden, die Beschwerden bei Mandelentzündungen war ähnlich.	10
3.	Fieberhafte Pharyngitis bei Streptokokken-Nachweis in der Umgebung.	3
4.	Asymptomatische „Carrier" (Bakterien-Träger) mit kranken Familien-Mitgliedern.	4
	Tabelle 1: Halsentzündungen im Jahr 1987	

Bei 20 Patienten wurden Rachenabstriche durchgeführt.
Ausser den 4 asymptomatischen Carriern war nur bei 4 symptomatischen Patienten ein Erregernachweis möglich.
Da zwei Kindergärten in der Umgebung wegen gehäufter Scharlach-Infektionen geschlossen waren, wurde immer mit Penicillin V oral für 10 Tage behandelt.

Streptokokken-Folgeerkrankungen fanden sich bei zwei Patienten:
Eine akute Immunvaskulitis und eine Mitralinsuffizienz.[30]

2010 wurden diese Zahlen bestätigt:

Sechs Prozent aller Kontakte in einer Praxis („outpatient visits")
sind durch eine Pharyngitis bedingt.

---

[30] F. Flachsbart: Streptokokken-Pharyngitis. Entscheidungsprozess in der Allgemeinpraxis. Münch. Med. Wschr. (1988)130:441

Bei Kindern findet man Streptokokken in fünfzehn bis dreissig Prozent.
Bei Erwachsenen zeigen sich die Streptokokken bei zehn Prozent.[31]

Am 31. Juli 1988 wurden die Patientenkontakte seit 1. März 1986 erneut untersucht.
3010 Patientenkontakte waren es nun insgesamt.
Die Diagnose einer Streptokokken-Pharyngitis wurde bei 337 gestellt.
Die Zahl der Pharyngitiden stieg im ersten Vierteljahr 1988 stark an.
Bei fünf Prozent fand sich eine Infekt-Arthritis:

1.	Pharyngitis	337
2.	Polyarthritis der Finger- und Hände	7
3.	Monoarthritis Knie	2
4.	Schultergelenksarthritis	1
	Tabelle 2: Halsentzündung und Arthritis im Jahr 1988	

Weder laborchemisch noch klinisch ergab sich ein Hinweis auf eine andere Arthritisursache.[32]

Zwei internistische Kollegen in Göttingen beobachteten in dieser Zeit ebenfalls eine Häufung von Arthritiden in Zusammenhang mit Streptokokken-Infekten. Penicillin half.

Eine Dissertation der Göttinger Universitäts-Kinder-Klinik fand im Februar – März 1988 einen starken Anstieg von Streptokokken der Gruppe A und Scharlachfällen.
Von 471 Rachenabstrichen zeigten 33,8 % Streptokokken.[33]

Eine Scharlach-Epidemie 1988-1989 konnte auch in Ostdeutschland, Norwegen und Schweden beobachtet werden.[34]

Die Krankheits-Welle der Streptokokken-Folge-Krankheiten verschwand wieder.

Die Thrombose[35] und nachfolgende rezidivierende kleine Lungenembolien[36] schienen das Hauptproblem in der Allgemeinpraxis zu sein.

---

[31] K. Luzuriaga, J. L. Sullivan: Infectious Mononucleosis.
New Engl. J. Med. (2010)362:1993-2000
[32] F. Flachsbart: Streptokokkenrheumatismus – Wiederkehr einer Krankheit?
Medizin aktuell (1991)17:280-281.
[33] A. Sydow: Streptococcen-Tonsillitis im Kindesalter.
Dissertation, Göttingen, 1992. S.
[34] W. Köhler, B. Fleischer, M. Buslau: Lebensbedrohliche Streptokokken- und Staphylokokkenerkrankungen.
Nova Acta Leopoldina (1996) Neue Folge. Nummer 296. Band 73.
Deutsche Akademie der Naturforscher Leopoldina, Halle (Saale), 1996.
[35] F. Flachsbart: Die Thromboembolie – Terra incognita auf der Landkarte der Allgemeinmedizin.
Pneumologie (1993)47:414-416
[36] F. Flachsbart, E. Wilhelms, K.-H. Kraft, A. Stosch-Flachsbart: Rezidivierende kleine Lungenembolien.
Erscheinungsformen von Lungenembolien bei Patienten mit begleitenden kardialen und pulmonalen Erkrankungen.
Z. Allg. Med. (1995)71:119-124

Diese Beobachtung konnte bis zum New England Journal of Medicine gebracht werden. Eine mathematische Modellierung erlaubte eine Risikoberechnung mit dem Computer.[37] Die Dunkelziffer ist hoch. In der Schweiz wurden 62,8 /100.000 Einwohner/Jahr gefunden.[38]

Doch im Jahre 1996 trat wieder eine Krankheits-Welle von Streptokokken-Folge-Krankheiten auf.

Oktober 1996 bis März 1997 gesellte sich zu den Streptokokken-Pharyngitiden eine Nephritis. Bei 6 Patienten (400/Quartal) zeigte sich eine Post-Streptokokken-Nephritis. Zwei hatte gleichzeitig eine Post-Streptokokken-Arthritis. Der Göttinger Nephrologe Prof. Dr. Wigger stimmte meinen Beobachtungen zu und befürwortete die Penicillin-Therapie.[39]

Nach den Post-Streptokokken-Nephritiden steigerte sich die Intensität der Krankheits-Welle im Jahre 1998 weiter. Mehr Menschen wurden krank.

Neben der Post-Streptokokken-Arthritis zeigte sich nun auch die Carditis, die Herzentzündung.

Mit meinem Vater Heinrich Flachsbart und meiner Stiefmutter Helga Flachsbart hatte ich zwei erfahrene Ärzte als Berater, Chefarzt für Chirurgie und Urologie der eine, Oberärztin für Pädiatrie und Allgemeinärztin die andere.

Zusammen mit meinem Freund, dem Internisten K.-H. Kraft habe im Zeitraum vom Januar 1996 bis Januar 1998 bei 642 Patienten 192 Streptokokken-Infekte gezählt.

---

[37] F. Flachsbart: Clinical Problem-Solving: Recurrent Pulmonary Emboli. New Engl. J. Med. (1995)332:1104
[38] F. Flachsbart: Clinical Problem-Solving: Multiple Pulmonary Emboli. New Engl. J. Med. (1995)332:1792
[39] F. Flachsbart: Respiratory infections and renal vasculitis. Atemwegs- und Lungenkrankheiten (1998)24:372

1	Angina tonsillaris	135
2	Angina und Nephritis	26
3	Angina und Arthritis	17
4	Angina und Carditis/Vasculitis	7
5	Polymyalgia rheumatica	1
6	Angina und Thyreoiditis	1
7	Scharlachexanthem	1
	Tabelle 3: Halsentzündungen, Arthritis, Nephritis, Vasculitis und Thyreoiditis im Jahr 1998	

Die Streptokokken waren Auslöser, Trigger von starken Entzündungs-Reaktionen in Niere, Gelenk, Herz- Kreislaufsystem und sogar Schilddrüse geworden. [40]

1999 steigerte sich die Krankheits-Welle weiter.

Mein klinischer Lehrer im Studium, Prof. F. Scheler, kam zu mir nach Hause und prüfte meine Kranken-Kartei. Und er stimmte mir zu:

„Ich habe viele Gutachten gemacht. Wenn Patienten im 2. Weltkrieg eine Hämaturie hatten, konnte man zwanzig Jahre später oft eine rheumatische Herzklappen-Erkrankung in kausalem Zusammenhang mit der Kriegs-Dienst-Beschädigung sehen."

Mein Freund Prof. R. Gross wies mich auf die Görlitz-Studie hin.
1987 hatte die pathologische Untersuchung aller Toten der Stadt Görlitz ergeben:
2,3 Prozent hatten eine rheumatische Herzentzündung gehabt.
1,1 Prozent hatten eine chronische Glomerulonephritis. [41]

Mein Lehrer für Mikrobiologie, Prof. R. Thomssen, hatte den Grundstein für mein mikrobiologisches Interesse gelegt. Nun half er, meine Beobachtungen einzuordnen. Die gemeinsame Suche nach Streptokokken im Abstrich ergab keine verwertbaren Ergebnisse.

Das regionale Labor Dr. Wagner hingegen meldete sehr viele Streptokokken bei Abstrichen von ambulanten Patienten.

---

[40] F. Flachsbart, K.-H. Kraft, H. Flachsbart, H. Flachsbart: SOS – silent occult streptococci.
Post-streptococcal-reactive-disease.
Atemwegs. und Lungenkrankheiten (1999)25:396-397
[41] D. Modelmog, R. Goertchen, K. Steinhard, H. P. Sinn, H. Stahr:
Vergleich der Mortalitätsstatistik einer Stadt bei unterschiedlicher Obduktionsquote. (Görlitzer Studie).
Pathologe (1991)12:191-195

In der Universitäts-Hautklinik häuften sich die Erysipel-Patienten.

Die Oberärztin des Krankenhauses Einbeck, Frau Dr. H. Mönch, bestätigte einen massiven Ausbruch von Pneumokokken-Pneumonie im stationären Bereich. Das Breitbandpenicillin Amoxicillin wirkte gut. Die Ansteckungsrate auf den Stationen war gewaltig.[42]

Prof. F. Mayer aus dem Institut für allgemeine Mikrobiologie der Universität Göttingen akzeptierte meine Beobachtungen und half, sie bei der American Society for Microbiology zu publizieren.[43]

Die Streptokokken schienen jetzt alle Organe des Körpers zu treffen.

Bei 602 Patienten, die ich 1996-1999 behandelt habe, fanden sich diese Entzündungen, meiner Diagnose nach, durch Streptokokken bedingt. In unterschiedlichem Schweregrad. Aber immer ausgelöst, getriggert, verstärkt verschlimmert durch einen Streptokokken-Infekt[44]:

---

[42] H. Flachsbart, K.-H. Kraft, F. Flachsbart, H. Mönch: SOS – Silent Occult Streptococci and vascular disease. Atemwegs. und Lungenkrankheiten (2000)26:474-476
[43] F. Flachsbart: A Riddle of Molecular Mimicry. ASM News (1999)65:585
[44] H. Flachsbart, K.-H. Kraft, F. Flachsbart, H. Mönch: a. a. O., S. 475

1.	Das respiratorische System	
	Seitenstrangina	199
	Mandelentzündung	75
	Infektasthma	38
	Sinusitis	28
	Otitis media	21
	Bronchitis	20
	Pneumonie	16
	Tonsillektomie	3
2.	Das Gelenksystem	
	Reaktive Arthritis	73
	Hüft-Endoprothese mit Thrombose	3
	Bursitis	2
	Bein-Osteotomie mit Infektion	1
3.	Die Nieren	
	Reaktive Nephritis	64
	Dialyse	2
	Schwere IgA-Nephritis	1
4.	Das Herz-Kreislauf-System	
	Reaktive Vasculitis/Myocarditis	24
	Chronische Mitral-Klappen-Erkrankung	17
	Chronische Aorten-Klappen-Erkrankung	11
	Stent bei akuter Koronar-Erkrankung	3
	Lungenarterien-Thrombose	3
5.	Das Nervensystem	
	Gehirnarterien-Infarkt	14
	Schwindel	14
	Seh-Störung	8
	Tinnitus	5
	Trigeminus-Neuralgie	4
	Hörsturz	3
	Herpes zoster	3
	Parkinson / Restless leg	2
	Akute Amnesie	1
	Keratitis des Auges	1

Iridocyclitis des Auges	1	
Epitheliopathie des Auges	1	
6.	Das Haut-System	
Erysipel	21	
Furunkel	12	
Mastitis	1	
7.	Innere Organe	
Pseudoappendizitis, Adenitis mesaraica	8	
Phlegmonöse Appendizitis, Operation	2	
Kindbettfieber	1	
8.	Entzündung/Thrombose mit Todesfolge	
Erysipel – Schlaganfall – Herzversagen	1	
Tonsillitis – Herzversagen – Sturz - Blutung	1	
Pneumonie – Thromboembolie	1	
Hüftop. bei Mitralinsuffizienz – Lungenembolie	1	
Tonsillitis – Pemphigoid - Darmperforation	1	
Tabelle 4: Die Streptokokken als Auslöser von Entzündungen und Thrombose überall im menschlichen Körper in den Jahren 1996-1999		

Was war geschehen?

Wie konnte aus einer banalen Halsreizung solch ein den ganzen Menschen betreffendes Krankheitsbild werden?

Wie konnte aus einer Maus ein Elefant werden?[45]

1999 brach das englische Gesundheits-System fast zusammen.

„Winter-bed-crisis" war die vornehme Umschreibung.

In Wahrheit aber war es die Krankheits-Welle, die auch in Geismar zu sehen war.[46]

---

[45] A. R. Feinstein: On Blind Men, Elephants, Spectrums and Controversies: Lessons from Rheumatic Fever Revisited.
J. Chron. Dis. (1986)39:337-342
[46] F. Flachsbart: Epidemien. Bemerkungen zu Kausalketten: Überlebensvorteil.
Deutsches Ärzteblatt (2001)98:A-1116

„Common cold", die einfache Erkältung, war zusammen mit einem virulenten Streptokokken-Ausbruch zum Zerstörer von Menschen und Gesundheits-Systemen geworden.

Prof. F. Mayer schickte mich zu Prof. H.-G. Schlegel, den Nestor der allgemeinen Mikrobiologie Göttingen.[47]

Prof. H.-G. Schlegel wiederum schickte mich 2002 zur Prof. G. Singh Chhatwal, Helmholtz-Institut Braunschweig. Der Advisory-board der Lancefield International Symposium on Streptococci and Streptococcal Diseases tagte in Braunschweig[48]. Ich durfte teilnehmen.

Nun endlich wurde klar:

Die Streptokokken sind weltweit Begleiter des Menschen.
Wellenförmig ändern sie ihre Virulenz.
Die Zeitintervalle betragen ungefähr ein Jahrzehnt.
Scheinbar sind sie völlig harmlos.
Plötzlich aber werden sie zu fleisch-fressenden Mikroben, „flesh-eating bugs".
Hoch aggressive Bakterien, die in alle Organe einwirken können.

Um diese Auswirkungen der Streptokokken, die Folge-Krankheiten, besser zu erfassen, hatte ich mir die „rose of rheuma" erdacht.

Wie eine Rosette zeigt die Vielzahl von scheinbar nicht zusammenhängenden Symptomen auf den Ursprung hin: Die Streptokokken.

Einige meiner Beobachtungen möchte ich nun zeigen.

---

[47] J. W. Lengeler, G. Drews, H. G. Schlegel: Biology of the Prokaryotes.
Thieme, Stuttgart New York, 1999
[48] XV LISSSD, Goa, 6 – 11. October 2002. Programme and Abstract Book.

4. Die Streptokokken-Folge-Krankheiten.

Der Patient erlebt eine Krankheitsgeschichte.
Der Patient erlebt seine Geschichte nacheinander, in zeitlicher Abfolge, diachron.

Der Arzt erhebt über diese Krankheitsgeschichte eine Anamnese.
Die Anamnese bringt die nacheinander ablaufenden Ereignisse der zeitlichen Abfolge
in eine neue Ordnung.
Der Arzt denkt die diachrone Abfolge zusammen, es entsteht eine Gleichzeitigkeit,
Synchronie. [49]

Aus dem Weg durch die Zeit wird eine Rose.[50]
Die gotischen Kathedralen zeigen den Lauf der Welt in ihren kreisförmigen Rosetten.[51]

Am 16. Februar 1999 zeigte sich mir die Rose, die Rosette als eine Darstellungsform der
Post-Streptococcal-Reactions. Diabetes, Thyreoiditis sind Auto-Immun-Krankheiten.
Getriggert, ausgelöst von Streptokokken. Diese sind meist nicht nachweisbar.
Deswegen habe ich silent occult streptococci genannt: SOS.

Dies ist das erste Bild vom 16. 2. 1999:

	Scharlach 1945	
Hypertonus 1985	Silent Occult Streptococci SOS	Pneumonie 1968
	Diabetes mellitus (IDDM) [52] 1969	

Abb. 1: Die erste Rosette zur Erfassung der Anamnese.

Das zweite Bild vom 16. 2. 1999 erfasste schon die Familienanamnese:

	Eitrige Tonsillitis	
Penicillin abgelehnt: Mit Kanonen auf Spatzen!	Silent Occult Streptococci SOS	Grossvater Diabetes, IDDM
Sport und häufige Erkältungen	Vater Diabetes, IDDM Tod mit 56 J.	

Abb. 2: Die zweite Rosette zur Erfassung der Familienanmnese.

---

[49] C. Lévi-Strauss: Das wilde Denken. 7. Auflage.
Suhrkamp Taschenbuch Wissenschaft, Frankfurt am Main, 1989. S. 273
[50] Dante Alighieri: Die Göttliche Komödie. 2. Auflage
Deutscher Taschenbuch Verlag, München, 1982
[51] P. Cowen: Die Rosenfenster der gotischen Kathedralen.
Herder Freiburg, Basel . Wien, 1990
[52] IDDM = Insulin Dependent Diabetes Mellitus = Insulinpflichtiger Diabetes Mellitus

Das dritte Bild vom 16. 2. 1999 zeigte neue Zusammenhänge:

	Tonsillektomie 1963	
Häufige Amoxycillin Therapie	Silent Occult Streptococci (SOS)	Sohn: Pansinusitis
Häufig Erkältungen	Herpes Zoster 1999	

Abb. 3: Die dritte Rosette zeigt mögliche Verbindungen zu Virus-Infektion.

Das vierte Bild vom 16. 2. 1999 bringt die Infekte eines Ehepaares in einen Zusammenhang:

	Tonsillektomie 1961	Gattin: Polyarteriitis
Asthma 1979	Silent Occult Streptococci (SOS)	Pankreatitis nach Erkältung 1979
	Myocarditis 1990 und 1999	Gattin: PSGN

Abb. 4: Möglicher Austausch von Infektionen bei Ehepartnern.

Das fünfte Bild vom 16. 2. 1999 weist auf den inneren Zusammenhang zwischen Infekt und Thrombose hin. Die Symptome sind identisch:

	Juni 1990: TEP Hüfte rechts	
Juli 1990: Beckenvenenthrombose	Silent Occult Streptococci (SOS)	September 1996: Lungenembolie
	Februar 1999: Infekt oder Rez. Lungenembolie	

Abb. 5: Ist es Arthritis? Ist es Thrombose? Infektion? Der gordische Knoten.

Die Schwester der nächsten Patientin starb mit 40 Jahren an schwerem Gelenkrheuma:

Vater: Diabetes	1990 Hypothyreose 1995 Thyreoiditis	Mutter: Herzschlag mit 69 Jahren.
Schwester: IDDM	1999 Aortenklappe: Flottierender Thrombus. Splinter-Blutung der Haut.	1998 Nephritis
Schwester: Gelenkrheuma. Tod mit 40 Jahren.	1997 TIA, Ptosis li. Lid.	1999 Cystopyelitis (Kalk-Ablagerung in Niere)

Abb. 6: Es ist eine Aortenklappen-Entzündung.

Diese Patientin lebte seit 1955 in Kasachstan, - 30 C, immer Kratzen im Hals:

	Thyreoiditis	
Aortenklappen-Insuffiziens Grad I - II	Halskratzen mit Milch und Honig therapiert.	1999 Stumme Niere re. li. Nephritis

Abb. 7: Folge der Entzündung ist eine Vernarbung.

Nach einigen weiteren Versuch zeigte sich dann am 16. 2. 1999 dies Bild:

Arrhyth-mie	Diabetes	Prethrombose	Carditis	Appendi-zitis	Hyper-thyreose	Multiple Sklerose
Arrhyth-mia abs.	Arteri-itis	Epithel	POST	Endothel	Menin-gitis	Encepha-litis
Erysipel	COPD	STREPTO-COCCAL	SOS	REAC-TIVE	Rheuma	Ataxie
Keratitis	Asthma	Extracelluläre Matrix	DISEASE	Fibroblast	Hoch-druck	Veitstanz

Abb. 8: Eine unendliche Vielzahl von Diagnosen spiegelt sich wieder in SOS, den silent occult streptococci, den post-streptococcal-reactive-diseases.

Aber die Reaktion kam sofort.
Eine 31 Jahre alte Patientin kann keine Carditis nach Streptokokken haben, weil es nur virale Herzentzündungen in Deutschland gibt (Tel. Auskunft der Universitäts-Klinik Göttingen):

	1994 3 Wochen Arbeitsunfähigkeit	
Tel. Uni, TN: Es gibt keine Post-Strepokokken-Carditis.	1999 Tachycardie von 160/min bei Infekt.	1996 3 Wochen Arbeitsunfähigkeit, Dyspnoe

Abb. 9: Weil nicht sein kann, was nicht sein darf, gibt es keine. (17. 2. 1999)

Die Göttinger Immunologin, Frau Prof. H. Götz, Max-Planck-Institut für Experimentelle Medizin, aber unterstützte am 19. 2. 1999 meine Arbeit. Sie hatte mir seit 1977 geholfen.

Auch Prof. W. Köhler, Mikrobiologe in Jena, unterstützte mich telefonisch am 20. 2. 1999. In seinem Buch hatte er alle Rosetten-Blätter schon den Streptokokken-Folge-Erkrankungen zugeschrieben.[53] Die amerikanische Literatur bestätigte die Zusammenhänge.[54]

So what?

Am 27. 2. 1999 kam ein Sonderdruck aus Jena, von Prof. Kohler:
„Die generelle Aussage stimmt noch."[55]

---

[53] W. Koehler: Streptolysine und Antistreptolysin-Reaktion: Theorie und Praxis.
Barth, Leipzig, 1957
[54] D. A. Warrell: Infektionskrankheiten.
VCH Edition medizin, Weinheim, 1990
[55] W. Köhler, M. Wagner: Neue Befunde über die Beteiligung kreuzreaktiver Antikörper an der Pathogenese des rheumatischen Fiebers.
Z. ärztliche Fortbildung (1976)70:323-327

Und Prof. N. Hilschmann hielt seinen Abschiedsvortrag als Immunologe am Max-Planck-Institut für experimentelle Medizin. In München waren die Internisten von Bergmann und von Uexküll vor der Endocarditis lenta „in die Knie gegangen".
Die Folge-Erkrankung der rheumatischen Herzentzündung hatte sie auf die Knie gezwungen.

Und so wurde mir eindrücklich klar.

Die Zeiten haben sich nicht geändert.
Die Patienten leiden heute so wie 1976, so wie 1946 an den Streptokokken Infekten.

Wir müssen die Einheit der Ursachen fordern.
Für Diabetes, Thyreoiditis, Nephritis, Carditis, Epithelialitis und Endothelitis sind die Silent Occult Streptococci auslösende Ursache.

Prof. F. Cramer schenkte mir für meinen Bericht über diese Einsichten am 28. 2. 1999
Ein Bild von Marc Chagall: König David, der Psalmensänger.
Zionsfenster im Fraumünster in Zürich.

Einen Monat später, am 28. 3. 1999, fand ich Hilfe in den Geschichtsbüchern.

„Vor allem gelang es, dem operativen Eingriff mit der Bekämpfung und Verhinderung des verheerenden Hospitalbrandes ein Grossteil seiner Risiken zu nehmen. (...)
Noch im Deutsch-Französischen Kriege (1870/71) starben auf französischer Seite von dreizehntausend Amputierten rund zehntausend.
In den Frauenkliniken war die Lage ähnlich. Das tödliche Kindbettfieber, dessen infektiöse Ursache Semmelweis, der „Retter der Mütter", erkannt hatte und gegen grosse Widerstände auszuschalten sich bemühte, wich erst, als die Verfahren der Antisepsis Listers und der Asepsis Allgemeingut der Ärzte wurden."[56]

Hospitalbrand, Wundbrand, Wundfieber, Wundrose, Rose.
Gesichtsrose, Blasenrose, Kopfrose, Wanderrose.
Erysipelas gangraenosum, Erysipelas traumaticum.
Das sind alles Namen für den Rotlauf, das Erysipel, das St. Anthony's fire.
Fehleisen konnte Streptococcus pyogenes Rosenbachii als Ursache der Rose identifizieren.[57]

Und mir wurde klar:

Das Erysipel, die Rose ist die Pneumonie der Haut, die Myocarditis der Haut, die Glomerulonephritis der Haut.

Die Rose der Lunge ist die Pneumonie.

Und ein weiterer Blick in die Geschichte zeigte eine Scharlachepidemie in Göttingen vor über 100 Jahren.[58]

---

[56] W. Bargmann: Der Weg der Medizin seit dem 19. Jahrhundert. S. 538
Hrsg. G. Mann: Propyläen Weltgeschichte. Bd. 9. Das zwanzigste Jahrhundert
Propyläen Verlag, Berlin.Frankfurt am Main, 1986. S. 529-558
[57] Brockhaus Konservationslexikon. Bd. 13. 14. Auflage. S. 994
Brockhaus, Leipzig,Berlin und Wien, 1885
[58] H. Rischmüller: Über die Scharlachepidemie zu Göttingen im Jahre 1881/82.
Inaugural Dissertation, Göttingen, 1883

So wie heute baute sich die Krankheitswelle langsam auf.
So wie heute kam es zu einer Arthritis:
Ein Kind hatte eine Synovitis scarlatinosa an beiden Hand- und Fussgelenken.
Ein Kind hatte eine Knie-Entzündung.
Mehrere Kinder hatte Herzklopfen und Arrhythmie.
Bei fünf Kindern fand sich eine Entzündung des Herzbeutels.
Dreizehn Kinder hatten eine Scharlach-Nephritis. Fünf von diesen starben.
Ein dreizehn Jahre altes Mädchen starb mit massiven Ödemen und Cyanose.
Beide Herz-Vorhöfe waren mit Gerinnsel ausgefüllt.

Jahr	Scharlachkranke	Todesfälle
1876	8	1
1878	11	1
1879	13	1
1880	48	8
1881	295	11
	Tabelle 5: Die Scharlachepidemie 1881 in Göttingen	

Am 12. 4. 1999 trug ich meine Beobachtungen dem Immunologen Prof. I. Roitt in London
vor: „You should be a professor."

Am 13. 4. 1999 besuchten wir die St. Pauls-Cathedral in London:
„Remember before God Sir Alexander Fleming, Discoverer of Penicillin, whose Ashes rest
beneath this plaque. 6. 8. 1881 – 11. 3. 1955"

Am 14. 4. 1999 fanden wir die Inschrift: „There is no darkness, but ignorance."

Und tatsächlich sind die Phänomene Autoimmunität und Streptokokkeninfektion nicht zu
trennen.[59] Diese Botschaft hatte ich schon 1977, nach meinem Staatsexamen, im „Fanconi"
gefunden:
„Morbus rheumaticus.
Febris rheumatica.
Polyarthritis rheumatica acuta.
Rheumatismus verus.
Rheumatismus infectiosus.
Rheumatische Infektion.
Maladie de Bouillard.
Unter Morbus rheumaticus versteht man eine mehr oder weniger allgemeine, akute oder
subakute, toxisch-allergische Reaktion des mesenchymalen Gewebe, die sich 3-4 Wochen
nach einer Streptokokkeninfektion einstellt und Tendenz zu Recidiven hat. Vielfach
wird sie zu den Kollagenosen gezählt. Symptome und Verlauf variieren stark, was die
Diagnose oft erschwert.
Der Morbus rheumaticus „beleckt" als wandernde Polyarthritis die Gelenke, „beisst" sich als
Carditis im Herzen fest, befällt als Sydenhamsche Chorea das Nervensystem und ruft an der
Haut (Erythema anulare) und in den Sehnen (Noduli rheumatici) harmlose, aber diagnostische
wichtige Veränderungen hervor.

---

[59] P. J. Lachmann, K. Peters, F. S. Rosen, M. J. Walport: Clinical Aspects of Immunology. 5. Ed.
Blackwell Scientific Publications, Oxford London Edinburgh Melbourne Paris Berlin Vienna, 1993

Die Folgezustände, nämlich Herzklappenfehler, die zu kardialer Dekompensation und zu Embolien im Gehirn, in den Extremitäten und inneren Organen führen, gehören zu den wichtigsten Ursachen von Invalidität beim Erwachsenen."[60]

Hilfe kam unerwartet aus der Mathematik.
Zum 150. Geburtstag von Felix Klein sprach Prof. B. Mandelbrot am 21. 4. 1999 über die Harmonie der Fraktale.

„Look, look, solution came by itself."
„Simple and nice."
„If things are too complicated, what if the world is kind and gives a simple invariant to us."

Und Hilfe kam aus den Tiefen der Göttinger Universitätsbibliothek.[61]
Das Buch Sydenham's war noch nie geöffnet worden.
Und er sprach von „synchronen" Krankheiten zu Zeiten der Epidemien. (S. 15)
Die Mandelentzündung mit Wassereinlagerung hielt er für tödlich. (S. 82)
Er sprach von dem heiligen Feuer „ignem sacrum", einem „roten Fleck, breit, ausgedehnt, den sie Rose nennen." (S. 129)
Er beschrieb den Rheumatismus, Schmerz der Gelenke in Einheit mit dem intensiv roten Urin. (S. 317-318)
Alles, alles fand sich hier in den alten Schriften aus London.
Arthritis, Hydrops, Angina, Erysipel.

Alles, alles fand sich hier in der Praxis in Göttingen.
Arthritis, Hydrops, Angina, Erysipel.

Aber keiner wollte es sehen.

Aber sie erfuhren es am eigenen Leibe.

Sydenham im Jahre 1660: „I had the longest and severest fit of gout I ever had in my life."[62]

Mein Vater im Jahre 1998. Ein schwerer Infekt heilte nicht aus. Oxyfloxazin half nicht.
Ich sagte: „Du hast rheumatisches Fieber. Nimm Penicillin." Und es half.

Im Jahre Mai 1999 war dies Rezept wieder vergessen.

Mein Vater schrieb am 7. Mai 1999:
„Ich meine, dass mein Produkt aus früherer Zeit sich nicht mehr lohnt für die Klärung der Krankheitsverläufe der jetzigen Zeit heranzuziehen.
Damals sollte an Hand des Zahlenmaterials gezeigt werden, dass nur mit Hilfe der Sulfonamide und des Penicillins und der Op. Kranken mit entzündlichen endokraniellen Erkrankungen geholfen werden konnte.
Ich weiss nicht mehr, welche Kriterien für die Diagnose Meningitis zugrunde gelegt wurden.

---

[60] G. Fanconi, A. Wallgren: Lehrbuch der Pädiatrie.
Schwabe, Basel/Stuttgart, 1972
[61] T. Sydenham: Observationes Medicae circa Morborum Acutorum Historiam et Curationem.
G. Kettelby, Londini,1676
[62] T. Sydenham: Tractatus de podagra et hydrope.
Samuel de Tournes, Genevae, 1686. S. 586

Vielleicht waren die Überlebenden nur „seröse Meningitiden".
Ich denke, der Vergleich Deiner Ergebnisse nicht mit den meinigen zu vergleichen sind.
Ich würde es lassen.
Ich will zum Garten und Dahlien pflanzen.
Der Hund ist auf Digitalis etwas besser dran, aber dafür bahnt sich eine Bradykardie an.
Ich habe immer ob mit oder ohne Belastung Unterschenkelödeme, aber komme gerade noch so hin."
(Der Hund hatte zusammen mit den Enkelkindern eine Streptokken-Infektion durchgemacht. Die schwere Myocarditis war unter Penicillin abgeklungen. Wie der Herr, so der Hund.)

Am 27. Juni 1999 lehnte mein Vater weitere Beschäftigung mit den alten Beobachtungen ab:
„Ich habe Deine Ergebnisse in Washington vorgelegt."
„Das ist mir absolut egal."

Am 29. Juni 1999 lehnte mein erster Lehrer in der Inneren Medizin (1977), mein Oberarzt Dr. J. Böse, meinen Denkweg ab:
„Zu Deinen Überlegungen:
Mir imponiert Deine Konsequenz und Dein „Nachhaken" sehr; in manchen Dingen bin ich aber fachlich jenseits von Gut und Böse, ohne mir eine Beurteilung zuzutrauen.
So bleibt mir nur, Dir persönlich zu wünschen, dass Deine Beobachtungen, Gedankengänge, Rückschlüsse und Forderungen mit Hilfe anderer Stellen umgesetzt werden."
Am 30. 6. 1999 hielt ein Professor aus Braunschweig einen Vortrag in Göttingen:

„Die Realität ist nichts, eine Katastrophe, da muss erst der Geist rein."
„Die Daten sind bedeutungslos, Synthese tut not."
„Entscheidend ist die Synthese, Geist, Denken, anticipatorische Kraft."

Und ich erhielt Unterstützung durch Prof. Podbielski, Ulm.
Chronisch rezidierende Streptokokken-Infekte führen zu Vasculitiden, auch im Gehirn.

Und schon am 1. 7. 1999 musste mein Vater zugeben: Sein Hochmut vom 27. 6. rächt sich schon am 29. 6. 1999:
Mein Bruder hat Gelenkschmerzen, Seitenstranglymphknoten-Entzündung, Arrhythmie, Tachycardie, flohstichartige Blutungen und Gesichtsödem.

Am 10. 7. 1999 sah mein Vater die Infekte seiner Familie in meiner Sichtweise:
    „Mein Junge!"
    An Scharlach leidet die Familie.
    1928 starb sein Cousin Heinrich.
    1946 erkrankte seine Gattin Helga.
    1999 erkrankte sein Sohn.

Am 9. Oktober sah ich die Infektionen der Bakterien in neuer Sichtweise.
Die Bakterien werden durch viele mögliche Einflüsse verändert.
Ihr Genom ändert sich.
Sie werden bösartig, pathogen, sie erzeugen Leid bei Mensch und Tier.[63]

Und mir wurde klar:
Die Streptokokken erzeugen in meiner Praxis ein streptococcal toxic shock syndrom

---

[63] International Symposium „Plasmids, Genome Plasticitiy and Bacterial Pathogenicity" 8-9 October 1999 on the Occasion of the 25. Anniversary of the Chair of Microbiology at the University of Würzburg.

von geringgradiger Intensität: Gerinnung in den kleinen Adern führt zu Funktionsstörungen. Gerinnung ist die Abwehr-Reaktion des menschlichen Organismus gegen die Bakterien.

Leider stand ich mit dieser Erkenntnis allein auf weiter Flur.
Schlimmer noch:

Am 15. Oktober 1999 wurde meine ganze Arbeit verworfen.
Im Deutschen Ärzteblatt, das jeder deutsche Arzt lesen soll:

„Kunstfehler und Phantom-Risiken.

Ob es als Kunstfehler zu werten sei, fragte ein Allgemeinarzt, wenn er dem Anliegen einer Mutter nachkäme, bei einem Sechsjährigen mit nachgewiesener Streptokokkenpharyngitis auf eine antibiotische Therapie wegen Risikos allergischer Reaktionen (und möglicher Resistenzentwicklungen) zu verzichten.
Die Frage ist durchaus relevant, weil das Risiko einer Poststreptokokken-Glomerulonephritis oder eines akuten rheumatischen Fiebers, dessen Häufigkeit mit ein bis drei Prozent angegeben wird, gegenüber den Risiken einer Resistenzentwicklung oder allergischen Reaktion auf die antibiotische Therapie abzuwägen ist.
Eine Literaturrecherche sollte mehr Aufschluss geben.
Mit der Unterstützung des Deutschen Instituts für Medizinische Dokumentation und Information, Köln, wurde eine Recherce in 64 Datenbanken durchgeführt.
Es wurden aber keine validen Daten gefunden, die das beschriebene Poststreptokokken-Risiko belegten.
Bei der Datenbankrecherche wurde ein Übersichtsartikel im „Medical Journal of Australia" entdeckt, der das Risiko eines akuten rheumatischen Fiebers nach Streptokokkeninfektionen als so gering einstuft, dass es für Länder mit gutem Hygienestandard in aller Regel keine Bedeutung habe und deshalb von einer Antibiotikatherapie abzuraten sei.
Das in vielen Lehrbüchern beschriebene Poststreptokokken-Risiko ist in Deutschland sehr wahrscheinlich ein „Phantom-Risiko" weil auch durch sorgfältige Recherchen keine wissenschaftlichen Daten gefunden wurden, die die Existenz dieses Risikos bestätigen."[64]

Mein Brief an das Deutsche Ärzteblatt vom 15. 10. 1999 wurde nicht beantwortet und nie gedruckt:

„Betr.: „Kunstfehler und Phantom-Risiken"

Sehr geehrte Damen und Herren!

Anbei einige Beobachtungen aus eigener Praxis.
Wenn sie unter post-streptococcal-reactive-disease in der National Library of Medicine suchen, werden Sie weitere Daten finden. Der „Harrison" 1998 gibt weitere harte Daten.

Zwei Artikel waren für mich von Bedeutung:
J. P. Kassirer, W. B. Schwartz: Acute Glomerulonephritis
N Engl J Med 1961;265:686-692 vom 5. 10. 1961

P. M. Higgins: Acute poststreptococcal glomerulo-nephritis in general practice: the contribution of infection to its onset and cours.

---

[64] F. Prozsolt, A. Ohletz: Kunstfehler und Phantom-Risiken.
Deutsches Ärzteblatt (1999)96:A-2575

Epidemiol. Infect. 1996;116:193-201

Herzliche Grüsse.."

Am 18. 10. 1999 immerhin kam mein in den USA publizierter Brief:

„A change in mortality of otogenic meningitis from more than 90 % in preantibiotic times
(1927-1940) to less than 30 % in the penicillin era (1947-1949), verified by autopsy, indicated
a catastrophic interaction of infection and coagulation.

Though this and similar kinds of interactions are, in principle, well known, in a practice of
general medicine respective diagnoses are often impeded by the fact that infection with
pathogenic bacteria is not obvious at all.

With routine techniques, a substantial bacterial load cannot be detected, and swabs are
negative.

Examples are the case of a young girl at the University Hospital in Göttingen, Germany, with
stroke, deep vein thrombosis of the leg and, as it turned out, underlying streptococcal
infection, or cases in my practice of general medicine.
In temporal association with acute respiratory infections, the patients developed low-grade
vascular inflammation, followed by nephritis and arthritis, lower respiratory tract infections
(asthma, pneumonia), skin infections (erysipela), and cerebrovascular disease (stroke).
In the late stages, bacteria could not be detected.

In my opinion, streptococci and post-streptococcal-reactive disease are the most important
causes of disease in a general practice of medicine.

However, due to the fact that this is not obvious, and due to insufficient training, these
interactions are not detected and, hence, the patients are not treated properly.

I feel that experts in medical microbiology and in autoimmunity shoul look more carefully
into this phenomenon which very well may turn out to be a kind of molecular mimicry."[65]

Als Antwort ergab sich am 19. 10. 1999 ein Text von E. A. Poe:

„Das Allereinfachste, Etwas ganz Einfaches, entgehen der Aufmerksamkeit,
weil sie allzu offensichtlich sind. Ganz offen."[66]

Am 27. 10. 1999 ergab sich aus Göttingen eine zweite Antwort:
Frau Dr. Zimmermann, Medizinische Mikrobiologie der Universität Göttingen,
berichtete von drei Patienten, die dem „Phantom-Risiko"[67] einer Streptokokken-Folge-
Erkrankungen zum Opfer gefallen waren.

---

[65] F. Flachsbart: A Riddle of Molecular Mimicry?
ASM News (1999)65:585
[66] E. A. Poe: Der entwendete Brief. Erzählungen.
Winkler, München, 1966
[67] F. Porzsolt, A. Ohletz: Kunstfehler und Phantomrisiken.
a. a. O.

Der erste Patient hatte eine kleine Wunde.
Daraus entwickelte sich eine nekrotisierende Fasziitis.
Die Streptokokken der Gruppe A waren zu „flesh eating bugs" geworden.

Die Kinder des zweiten Patienten litten an Scharlach.
Der Vater hatte eine kleine Wunde.
Auch bei ihm entwickelte sich eine nekrotisierende Fasziitis.
Die Streptokokken der Gruppe A zeigten das M-Protein, Zeichen erhöhter Malignität.
Wochen später folgten eine Glomerulonephritis und Arthritis.

Der dritte Patient starb am 27. 10. 1999 an einer Enterocococcen-Endocarditis.

„Die Moral der Geschichte:
Allzu viele Allergien und Resistenzen können durch das Ergebnis der Recherche nicht
vermieden werden, weil wahrscheinlich viel weniger eingenommen als in der Apotheke
nachgefragt wird.
Eine auf Daten gestützte Medizin (Evicence-Based Medicine, kurz: EBM) ist wesentlich
besser als ihr Ruf, weil sie in der Lage ist, Probleme der täglichen Praxis zu lösen.
Man sollte den anfragenden Allgemeinarzt im Szenario doch keinen Kunstfehler vorwerfen,
wenn er auf eine Massnahme verzichtet, für deren Begründung es offensichtlich keine Daten
gibt.
EBM wird häufig falsch verstanden oder fehlinterpretiert:
Wer sich der Mühe unterzieht, nach gesicherten Daten zu suchen, wird wesentlich häufiger
feststellen, dass Ungesichertes (Phantom-Wissen) behauptet als Gesichertes übersehen wird.
Wenn Behauptungen mit nicht unerheblichen Konsequenzen ohne die notwendige Sorgfalt
bei der Erhebung, Verarbeitung und Interpretation der Daten aufgestellt werden, könnte mit
Recht ein fahrlässiger Umgang mit Daten abgenommen werden.
Würde man der Datenqualität in der Medizin diesen Stellenwert zukommen lassen, hätte man
eine solide Handhabe, das Gesundheitssystem effizient zu steuern.
Darauf beruht die Zielsetzung der Klinischen Ökonomik, das heisst, im Gesundheitssystem
nicht eine Mark weniger – diese allerdings sinnvoll, zum Nutzen der Patienten auszugeben.
Wenn sich die Ärzte in Praxis und Klinik nicht um diese Probleme kümmern, wird den
Ökonomen nichts anderes übrigbleiben, als es allein zu tun.
Da diese Aufgaben zusätzlich kaum zu bewältigen sind, könnte man über ein Konzept
„Klinische Ökonomik" nachdenken."[68]

Das „Phantom-Wissen" der alten Ärzte hatte sich als stabiler erwiesen, als die moderne EBM
Evidence Based Medicine.

Doch was sagt die neueste amerikanische Literatur zum rheumatischen Fieber.
Die Bibel der Kardiologen ist der „Braunwald".
In der 5. Auflage, 1997, predigt er immer noch die Primäre Prevention mit Penicillin:

„Prevention of primary attacks of rheumatic fever depends on the prompt recognition and
proper treatment of Group A Streptococal (GAS) Tonsillopharyngitis. Eradication of GAS
from the throat is essential. (...)

---

[68] F. Porzsolt, A. Ohletz: Kunstfehler und Phantomrisiken.
a. a. O.

Penicillin is the antimicrobial agent of choice for the treatment of GAS, except in patients with history of allergy to penicillin.
Penicillin has a narrow spectrum of activity, a longstanding proven efficacy, and is the least expensive regimen. GAS resistant to penicillin has not been documented."[69]

Frau Dr. Zimmermann von der Medizinischen Mikrobiologie der Universität Göttingen ergänzt diese Anweisung durch einige aktuelle Fallberichte von schweren Streptokokken-Infekten:

> Streptokokken-Muskelentzündung 1993-1994 in Krefeld.[70]

> Streptokokken-Lungen-Blutung 1992-1994 in Japan.[71]

> Vermehrt streptococcal Toxic Shock Syndrom. 1992, Aachen.[72]

Immer ist ein Teil der körpereigenen Abwehr von Streptokokken eine Thrombose. Der Zusammenhang wird aber nicht deutlich sichtbar, in einer Übersichtsarbeit gar nicht erwähnt.[73]

Am 16. 11. 1999 schreibe ich einen Brief an Prof. Dr. Dr. J. Heesemann, Max von Pettekofer Institut München, den Schüler meines Lehrers Prof. Dr. Thomssen:

„Meiner Meinung nach sind die Streptokokken wie Ihre Yersinien „Thrombose-Bakterien!! Die rheumatischen Carditis-Patienten sind früher meist durch Thrombo-Embolien gestorben."

Am 24. 11. 1999 schreibe ich einen Brief an Prof. Dr. K.-M. Müller, Pathologie Bochum:

Rheuma	Thrombo-Embolie
Thrombosebakterie	Streptococcus
Abbildung 10: Die Einheit von	Thrombose und Streptokokken-Infekt

Am 30. 11. 1999 ruft ein Patient in der Praxis:
„Es brennt wie Feuer in beiden Ellenbogen-Gelenken."

Ansteckung, ich habe mich angesteckt, es ist eine Entzündung, eine inflammation.

---

[69] A. S. Dajani: Rheumatic Fever
E. Braunwald: Heart Disease. A Textbook of Cardiovascular Medicine. 5. Edition
W. B. Saunders, Philadelphia/London/Toronto/Montreal/Sydney/Tokyo, 1997 Vol. 2, Ch 55, page 1772-1773.
[70] E.-M. Schemken-Birk, P. Thomas, U. Terzija-Wessel, D. L. Stevens, C.-H. Wirsing von König: Streptokokkenmyositis bei Kindern: vier Fallberichte.
Immun. Infekt. (1994)22:189-191
[71] K. Ooe, H. Nakada, H. Udagawa, Y. Shimizu: Severe Pulmonary Hemorrhage in Patients with Serious Group A Streptococcal Infections: Report of Two Cases.
Clinical Infectious Diseases (1999)28:1317-9
[72] A. Kaufhold, A. Podbielski, O. Kühnemund, R. Lütticken: Infektionen durch Streptococcus pyogenes: Neuere Aspekte zur Diagnostik, Epidemiologie, Klinik und Therapie.
Immun. Infekt. (1992):20:192-198
[73] F. R. Rosendahl: Venous thrombosis: a multicausal disease.
The Lancet (1999)353:1167-1173

26

Und mir wird klar:
Das St. Antonius-Feuer, das Erysipel, die Wundrose: Das Feuer brennt.

Im Brennpunkt, im Focus aber ist immer die Identität von Inflammation und Thrombose.

Hier könnte man noch viel tun.
Dr. E. Kunzmann und Dr. U. Becker, von Dade Behring Marburg, haben die D-Dimer-Messung optimiert und mit meiner Unterstützung öffentlich gemacht.[74]
Dr. M. Hempel hat auf mein Drängen die D-Dimere in das Göttinger Labor Dr. Wagner & Partner eingeführt.[75]
Prof. Goldhaber hat auf meinen Hinweis hin die chronisch obstruktive Lungenerkrankung mit ihren rezdivierenden Infekten als mögliche Thrombo-Embolie-Ursache gesehen.[76]

Am 5. 12. 1999 schrieb ich Prof. Dr. K.-M. Müller, Pathologie Bochum:
„Als Leihgabe möchte ich das Buch von Prof. Köhler beilegen.
Auf S. 121 fragt der Hautarzt: „where are the streptococci? (beim Erysipel)
Und nach Lektüre Ihres Artikels aus Münster über die Pneumonien [77]glaube ich:
Wie die lobäre Pneumonie ist das Erysipel und die Post-Streptococcen-Glomerulo-Nephritis und die (wie Sie sagten „nicht erkennbare Myocarditis") heute eine inflammatorische Reaktion auf relativ wenige Bakterien.
Im Gegensatz zu früher läuft eine massive Reaktion ab ohne dass man viele Bakterien nachweisen kann.
Aber Penicillin hilft."

Am 5. 12. 1999 berichtet meine Cousine Gisela:
„Im Kindergarten Rosdorf starb ein Kind. Verdacht auf Myocarditis."

Am 9. 12. 1999 berichtete das New England Journal of Medicine vom Tod des Präsidenten George Washington im Dezember 1799 durch eine Erkältung, mit Halsschmerzen und Heiserkeit.[78]

Banal.
Common Cold.

Wie kann man diesem Phänomen habhaft werden?

Am 29. 12. 1999 fand ich meinem Physik-Buch ökologische Modelle, auch Modelle für Infektionskrankheiten. Wellen-Formen. E-Funktionen mit komplexem Argument.
Unendlich viele Lösungen. Das ist die richtige Beschreibung der Streptokokken-Infekte.[79]

---

[74] NN: BC-D-Dimer optimiert die Versorgung von Patienten mit thromboembolischen Erkrankungen.
Dade Behring News (1999)3:20-21
[75] NN: Laborinformation. D-Dimere als sensitiver Parameter für eine Thromboembolie. 2/12/1999
[76] S. Z. Goldhaber: Acute pulmonary embolism: clinical outcome in the International Cooperative Pulmonary Embolism Registry (ICOPER)
The Lancet (1999)353:1386-89
[77] C. Thomas, W. Sandritter: Spezielle Pathologie. Textbuch zu einem audiovisuellen Kurs.
UTB Schattauer, Stuttgart – New York, 1976
[78] D. M. Morens: Death of a President.
New Engl. J. Med. (1999)341:1845-1849
[79] H. Vogel: Gerthsen Physik. 20. Auflage
Springer, Berlin-Heidelberg, 1999. S. 985-1002

Auch wenn sie keiner versteht.

Komplexe Zahlen, reale und imaginäre Anteile sind Grundlage der Schwingungslehre.
„L. Euler fand die wohl wichtigste Formel der ganzen Mathematik und Physik:
Cosinus phi plus i sin phi = e hoch iphi."[80]

Schwingungen, Infektionswellen gehen über das Land, Epidemien.
Schwingungen, Fieberwellen gehen durch den Menschen, Infektionen.

Das ist das richtige Bild für die scheinbar unfassbaren Streptokokken.

Am 6. 1. 2000 fragte Dr. J.-U. Wieding:
„Warum ist die APC-Resistenz im Norden Europas häufiger als im Süden?"

Meine Antwort:
„Im Norden gibt es häufiger Streptokokken-Infekte.
Eine erhöhte Fibrinbildung mag ein Überlebensvorteil bei der Abwehr von Streptokokken-Infekten sein.
Der Preis dafür ist eine erhöhte Thrombosierungsneigung und Vasculitisneigung.
(Analogie zur Sichelzell-Anämie/Malaria."

Am 7. 1. 2000 dann war klar:

„Und so wie die Sichel-Zell-Anämie ein Schutz gegen Malaria in Afrika ist,
So ist die APC-Resistenz ein Schutz gegen Streptokokken in Nordeuropa.

Der Preis für die verbesserte Thrombose-Reaktion zur Streptokokken-Abwehr ist die erhöhte Neigung zu Polymyalgia Rheumatica (70/100.000/Jahr) in Schweden im Gegensatz zu Süd-Europa.

Der Preis sind die Pre-Thrombosen mit der Folge von Lungen-Schlag, Hirn-Schlag und Herz-Schlag: Post-Streptococcal-Reactive-Disease.

Und am 16. 1. 2000 meldete das Britische Gesundheitsministerium die Winter Krise des Nationalen Gesundheits-Systems.[81]
Eine Ursache war das unglückliche Zusammentreffen von zwei verschiedenen Infektionswellen: Influenza und Meningitis.[82]

Der Observer vom 16. 1. 2000 schreibt von „hell on wheels, chaos on the wards"[83]
Hauptsache kein Penicillin:

„The wind moans and wails in the double-glazing The scholar with the appalling cough is barking to death on a diet of Strepsils." [84]

---

[80] H. Vogel: a. a. O., S. 144
[81] J. Warden: Health secretary reports on winter crisis.
BMJ (1999)318:145
[82] R. Woodman: What caused the winter crisis in the NHS?
BMJ (1999)318:145
[83] J. Sweeney: Hell on wheels, but still the jokes keep coming."
Observer, 16. 1. 2000,S. 10
[84] Observer 16. 1. 20000, S. 20

Penicillin könnte die Krankheitswellen aufhalten.
Penicillin könnte die Häufigkeit und die Schwere der Krankheitswellen beeinflussen.

Penicillin könnte die Krankheits-Symptome im Individuum verringern.
Penicillin könnte die Übertragungs-Häufigkeit und damit die Ansteckungs-Rate verringern.

Die vielgerühmten Strepsils können beides nicht.[85]

Penicillin könnte die Post-Streptokokken-Reaktiven-Krankheiten verhindern.
Krankheitswellen betreffen die Lungen.
Krankheitswellen betreffen die Nieren.
Jeder Krankheits-Schub steigert wellenförmig die Reaktions-Antwort.
So wie bei Toxic Shock Syndrome nach Tampon meist leichte Reaktionsformen vorangingen, so auch 1918 vor der Grippe-Pandemie: Post-streptococcal-Glomerulo-Nephritis = Feldnephritis und leichte Grippewellen gingen der Katastrophe voran.
Es kam zu einer Resonanz-Katastrophe.
Viele Millionen Menschen starben.
Viele hundert Millionen hatten an den Folge-Krankheiten zu leiden.

Am 2. 4. 2000 fand ich im Römer Pelizäus Museum in einem Begleitbuch zur Ausstellung „Eiszeit" den Namen des Eiszeit-Forschers Dr. S. Veil, Hannover.
Sein Grossvater war der mir unbekannte Autor des Werkes „Der Rheumatismus". 1939

Am 3. 5. 2000 hielt ich das Werk erstmals in den Händen. Reines Gold.

„Aufgabe der Wissenschaft ist es nun aber gerade – und hierauf beruht ihr Wert – die primitiven Erscheinungsbilder von verwirrender Fülle auf ihren wahren Kern, ihr Wesen und ihre Zusammenhänge zu studieren, das nur ähnlich Scheinende zu trennen, das Zusammengehörige, das dem Laienauge immer unerkennbar bleiben wird, zu einen.
Auf diesem Grundsatz beruht das in diesem Buch erstmalig vollzogene einfache Schema des artikulären Rheumatismus in die universelle und in die herdförmige Form unter völliger Ablehnung des lediglich dem primitiven visuellen Eindruck seine Entstehung verdankenden und von orthopädischen Rheumatologen begreiflicherweise hochgehaltenen Schemas der internationalen Rheumaliga. (...)
Die Streptomykose als die wesentlichste Krankheit zu schildern, die den menschlichen Organismus beschäftigt, die zu „seiner Natur" gehört wie alle übrigen Funktionen seiner Physiologie, die hier Physiologie und Pathologie zugleich bedeutet, das menschliche Schicksal mitbestimmte, wurden für dieses Buch zur schliesslichen Aufgabe der speziellen Pathologie und Therapie des Rheumatismus.
Es ist damit aber erst ein Anfang gemacht."[86]

Ohne es zu wissen, hatte ich einen zweiten Versuch dieser Gesamt-Schau der Medizin gestartet.

Unabhängig von Veil.
Ohne ihn und sein Werk zu kennen.

---

[85] www.dobendan.de
[86] W. H. Veil:Der Rhematimus und die streptomykotische Symbiose. Pathologie und Therapie.
Enke, Stuttgart, 1939. S. 717

Nur seinen Schüler Heilmeyer kannte ich.

Seine Antibiotika-Fibel war meine Fibel im Studium gewesen.

Heilmeyer's Schüler war Prof. W. Creutzfeldt, mein klinischer Lehrer der Inneren Medizin.

Mein Vater war Schüler von dem Chirurgen Prof. Nöller.

Nöller hatte sein Medizinalpraktikum an der Inneren Universitätsklinik Jena durchgeführt.[87]

Zwiefacher geistiger Enkel.

Möge dieser Versuch meiner Lehrer würdig sein.

PS: Das Rezept für die Medizin von Morgen: Penicillin V 1 Mega, 3x1/Tag für 10 Tage.[88]

---

[87] H. Hünicke: Zur Geschichte der Krankenhäuser der Stadt Gera (11)
Ärzteblatt Thüringen (2000)11:235-238
[88] NN: Focus. Prescriptions for the Medicine of Tomorrow. How basic research benefits our health.
Max Planck Research. (2011)2 Titelblatt